AIZIBING DANYANG JIATING GANYU CAOZUO SHOUCE

A GUIDE TO HIV/AIDS

INTERVENTION AMONG SERO-DISCORDANT COUPLES

艾滋病单阳家庭

干预操作手册

◎主编／赖文红

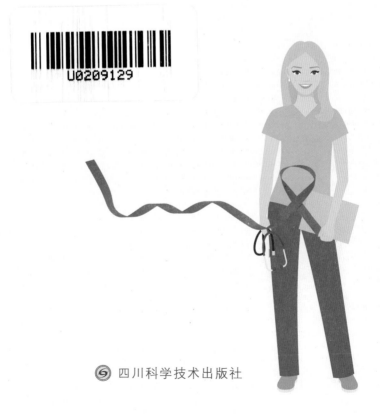

四川科学技术出版社

图书在版编目（CIP）数据

艾滋病单阳家庭干预操作手册/赖文红主编. ─ 成
都：四川科学技术出版社，2021.8
ISBN 978-7-5727-0198-6

Ⅰ.①艾… Ⅱ.①赖… Ⅲ.①获得性免疫缺陷综合征
—预防(卫生)—手册 Ⅳ.①R512.910.1-62

中国版本图书馆CIP数据核字(2021)第155443号

艾滋病单阳家庭干预操作手册

主　编　赖文红

出 品 人　程佳月
责任编辑　杨璐璐
封面设计　书　兰
版式设计　大　路　文　平
责任校对　税萌成　杜　柯
责任出版　欧晓春
出版发行　四川科学技术出版社
地　　址　四川省成都市青羊区槐树街2号　邮政编码：610031
成品尺寸　165mm×235mm
印　　张　5　　字　数　100千
印　　刷　成都市金雅迪彩色印刷有限公司
版　　次　2021年8月第1版
印　　次　2021年8月第1次印刷
定　　价　28.00元

ISBN 978-7-5727-0198-6

前言
FOREWORD

    四川省疾病预防控制中心通过梳理艾滋病单阳家庭干预工作的内容，细化工作流程，总结现场干预的工作方法，形成了包括13个核心要点的《艾滋病单阳家庭干预操作手册》。本手册旨在指导随访医生在开展与艾滋病单阳家庭成员面对面的干预活动中，能够更好地帮助感染者及其家属知晓怎样预防艾滋病在家庭内部传播的知识，帮助感染者树立起健康生活的信心，养成坚持按时按量服药的习惯，养成坚持在两性生活中正确使用安全套，最终实现改善感染者的健康状况，阻断艾滋病在家庭内部传播的目的。

    本手册可供基层疾病预防控制中心或基层医疗卫生机构的专业技术人员开展单阳家庭艾滋病防治工作使用。手册中有关抗病毒治疗的内容，参考了《国家免费艾滋病抗病毒治疗手册（第4版）》。若需查阅，请以最新版本的指南为准。

    本手册在编写过程中，得到了成都市疾病预防控制中心、凉山彝族自治州疾病预防控制中心、成都市双流区疾病预防控制中心、成都市郫都区疾病预防控制中心、凉山彝族自治州冕宁县疾病预防控制中心、甘洛县疾病预防控制中心的大力支持，以及该四县（区）基层医疗卫生服务机构从事单阳家庭干预工作人员的帮助，也得到了成都市公共卫生临床医疗中心和四川省妇幼保健院专家的支持，在此一并表示感谢。

四川省疾病预防控制中心

2021年5月20日

《艾滋病单阳家庭干预操作手册》编委会

主 编

赖文红

副主编

曾亚莉 卓玛拉措

编 委

（以姓氏笔画为序）

王秋实 王忠红 王 菊

刘 玲 李菊梅 苏 玲

何勤英 施雅莹 龚 毅

目 录 CONTENTS

01

什么是艾滋病单阳家庭

HIV/AIDS
SERO-DISCORDANT COUPLES

艾滋病单阳家庭，简称"单阳家庭"，是指夫妻双方（包括同居3个月以上的异性性伴侣）中一方为HIV*感染者或AIDS**患者，另一方为HIV抗体阴性的家庭。其中HIV感染者或AIDS患者（本手册称"感染者"或"患者"），也称为阳性方；阴性一方被称为单阳配偶（本手册也称"配偶"）。

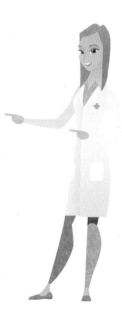

★ HIV：人获得性免疫缺陷病毒（human immunodeficiency virus, HIV），是一种可以在人体血液、性器官分泌液和乳汁中存活的病毒。HIV侵入人体后，主要侵犯和破坏CD4$^+$ T淋巴细胞（辅助性T淋巴细胞），使机体的细胞免疫功能受损。若不及时治疗，易并发各种严重的机会性感染和肿瘤，最终导致死亡。
★★ AIDS：获得性免疫缺陷综合征（acquired immunodeficiency syndrome，AIDS），又称作艾滋病。AIDS是由HIV感染引起的传染性疾病。

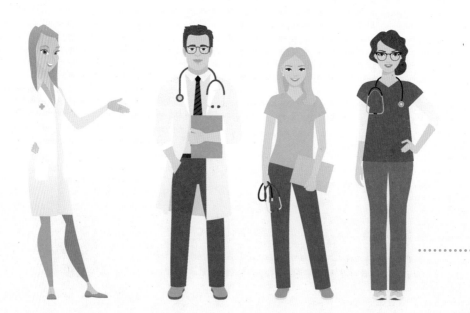

02

单阳家庭干预工作的内容与流程
CONTENTS & PROCEDURES
FOR INTERVENTION AMONG HIV/AIDS
SERO-DISCORDANT COUPLES

单阳家庭干预工作的内容包括：

- 配偶告知；

- 配偶HIV抗体检测与咨询；

- 阳性方抗病毒治疗；

- 安全性行为干预；

- 预防母婴传播；

- 其他关怀支持工作。

单阳家庭具体干预工作经常与随访感染者工作相结合，由随访责任单位负责开展，随访医生*具体实施。

★ 随访医生：本手册指各级疾控中心（"疾病预防控制中心"的简称，下同）、抗病毒治疗机构的治疗随访医生以及乡镇卫生院、社区卫生服务中心的随访工作人员。

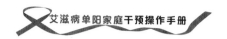

单阳家庭干预工作流程如图，应有序而有效。（图1）

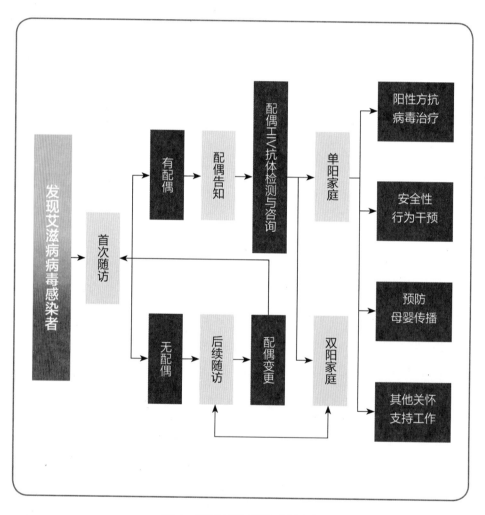

图1　单阳家庭干预工作流程图

03

配偶告知与HIV抗体检测流程

PROCECURE FOR PARTNER
NOTIFICATION & HIV TESTING

　　积极鼓励感染者在知晓自己感染状况后1个月内完成配偶告知，且须在随访医生首次随访当年内至少完成一次配偶HIV抗体检测；之后每年至少开展一次配偶HIV抗体检测；对仍未告知者需要在后续随访时反复动员直至告知成功。随访医生每次随访时还应了解其配偶的变更情况，对配偶有变更者应动员尽早开展配偶告知与HIV抗体检测。已出台配偶告知相关法规的地区，应按照地方法规的要求开展配偶告知与HIV抗体检测。

A. 预约首次随访时配偶告知与检测

　　预约首次随访时，应动员感染者与配偶一同前往随访地点，尽可能在首次随访时完成配偶告知与HIV抗体检测工作。（图2）

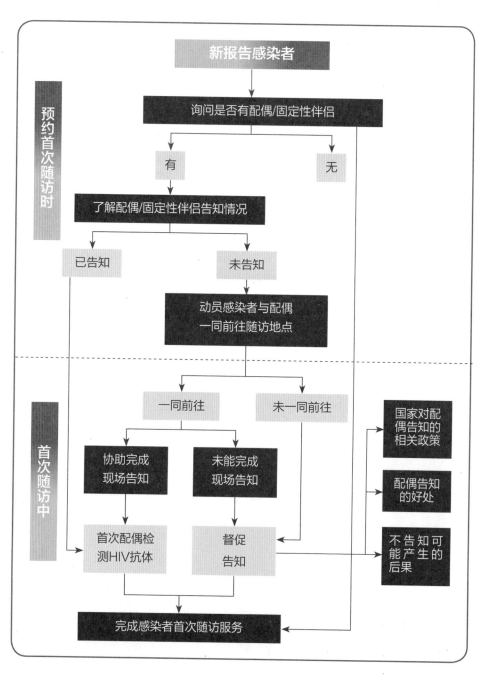

图 2　首次随访配偶告知与 HIV 抗体检测流程图

B. 后续随访时配偶告知与HIV抗体检测

随访医生应利用后续随访时机对暂未告知者进行配偶告知与HIV抗体检测。在配偶告知动员应中重点强调"国家对配偶告知的相关政策""配偶告知的好处""不告知可能产生的后果"等内容。

对于流动在外的单阳配偶，随访医生可在单阳配偶返乡期间开展HIV抗体检测，也可建议其在现居住地前往具有HIV抗体检测资质的乡镇卫生院、社区卫生服务中心、医院、妇幼保健院或县级疾控中心进行HIV抗体检测。之后，应督促其将结果以安全的方式反馈至感染者的随访责任单位。随访医生在核实检测结果的真实性后进行网络报告并将相关信息存档。

对于反复动员仍未告知者，部分地区应采取通过基本公共卫生服务、体检等方式为感染者的配偶提供免费的HIV抗体检测。

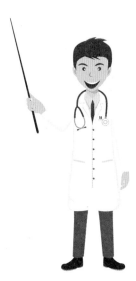

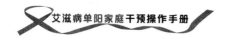

04
协助配偶告知的要点
ESSENTIALS OF
ASSISTANCE FOR PARTNER NOTIFICATION

A. 首次随访前完成配偶告知预约

根据传染病报告卡中感染者的就诊内容或检测机构来确定交流内容

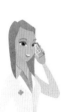

表明身份,预约随访: 你是××吗? 我是××疾控中心的医生××。你是不是在××时候在××医院抽血做了检查,查出血液中有一些问题? 现在打电话是通知你,有些事情需要我们当面交流。请你××时间到我们单位来一趟。

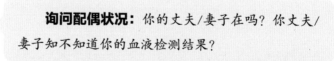

询问配偶状况: 你的丈夫/妻子在吗? 你丈夫/妻子知不知道你的血液检测结果?

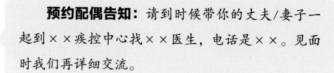

预约配偶告知: 请到时候带你的丈夫/妻子一起到××疾控中心找××医生,电话是××。见面时我们再详细交流。

B. 首次随访中开展协助配偶告知

> **针对夫妻一同前来，但尚未告知其配偶者**

　　在协助感染者配偶告知时，主要根据适时具体情况为感染者的配偶提供心理支持，告知其专业知识，帮助其尽早接受现实。随访医生可根据需要与其配偶进行如下交流：

> 　　今天请你过来，想与你交流一下你丈夫/妻子的健康情况。
>
> 　　他/她查出来感染了艾滋病，不知道你了不了解这个疾病？
>
> 　　这种病是由病毒感染引起的，这种病毒非常脆弱，只要离开身体后很快就会死亡。你们一起进餐、共用马桶和卧具等日常生活接触不会发生感染。但这种病又是一种较严重的慢性传染病，如果不尽早治疗，一般感染后7～10年就会死亡。

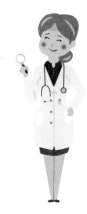

> 　　你的丈夫/妻子希望你尽早知道这个情况，他/她之所以选择告诉你，是希望你也能尽快检测HIV抗体，早点知道你是否被感染的情况。如果你没有感染，我们可以想办法保护你不被感染；万一你感染了，你也可以尽早接受治疗。

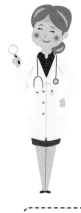

我们在工作中见到有个别感染者，他们一直没有告诉配偶，也没有采取任何保护措施，结果导致夫妻双方甚至孩子都感染了艾滋病。也有很多感染者选择一开始就告诉丈夫/妻子，夫妻一起面对，坚持治疗，现在治疗效果很好，像正常人一样地生活。

虽然你丈夫/妻子感染了艾滋病，但在专业医生指导下，你们也可以生育健康宝宝。这个病需要尽早治疗并且终身服药，他/她离不开你的支持。今天我们就可以给你安排一次免费的HIV抗体检测，可以排查你是否被感染。

针对夫妻一同前来且已告知配偶者

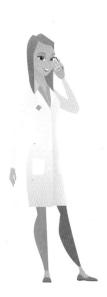

交流、工作要点：

- 当天安排对其配偶进行一次HIV抗体检测。对检测结果为阴性，但在最近3个月内曾与阳性方发生过非保护性性行为者，建议双方在采取安全性行为1个月后再进行一次HIV抗体检测，以排除窗口期。阴性配偶每年至少应进行一次HIV抗体检测。

- 感染者需尽早开展抗病毒治疗，配偶可以提醒其按时按量服药。

- 夫妻生活需坚持全程正确使用安全套。

- 对有生育意愿或在孕的单阳家庭应立即转介到预防母婴传播机构。

C. 后续随访中督促配偶告知

针对首次随访未成功告知者

　　在后续随访期间，通过介绍国家有关配偶告知的政策、讲明配偶告知的利弊等，督促感染者尽快选择告知方式，尽快实现配偶告知。

国家对配偶告知的相关政策

●《艾滋病防治条例》第三十八条中规定，感染者应当履行将感染或者发病的事实及时告知与其有性关系者并采取必要的防护措施，防止感染他人。

●《艾滋病防治条例》第六十二条规定：艾滋病病毒感染者或者艾滋病病人故意传播艾滋病的，依法承担民事赔偿责任；构成犯罪的，依法追究刑事责任。

●《最高人民法院、最高人民检察院关于办理组织、强迫、引诱、容留、介绍卖淫刑事案件适用法律若干问题的解释》法释〔2017〕13号）第十二条中规定，明知自己感染艾滋病病毒，故意不采取防范措施而与他人发生性关系的，致使他人感染艾滋病病毒的，依照刑法第二百三十四条第二款的规定，以故意伤害罪定罪处罚。

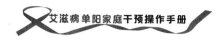

配偶告知的好处

　　只有把感染HIV的事实告诉你的丈夫/妻子，这样你们才能一起努力，保护他/她不要被感染，让家里有个健康的顶梁柱，也可以尽早得到他/她的理解、支持和配合，你自己也就不用整天担心，这对于你今后的治疗以及获得其他医疗卫生服务都是有很大帮助的。你肯定也不希望他/她得（得：此例方言为"患病"之意。下同）这个病，所以应该让他/她尽快做HIV抗体检测，只有检测后才能知道他/她是否被感染了。如果他/她查出感染了HIV，你们就要尽早治疗，就可以减少对他/她的伤害；如果他/她未感染，可以想办法保护他/她不要感染；如果你们有计划要小孩，还可以在专业的医生指导下生一个健康的宝宝。

配偶不告知的坏处

　　反过来，如果不告诉你的丈夫/妻子，一方面你将承受很大的压力，影响你的健康，另一方面，如果传染给了你的丈夫/妻子，你可能要承担法律责任。从我们了解的情况来看，夫妻间好好沟通，是可以取得配偶的理解和支持的。

配偶告知与不告知的两种结果

配偶告知的好处	不告知可能产生的后果
• 不必再隐瞒，获得解脱感，卸下沉重的心理负担。	• 明知自己感染疾病，仍与他人发生无保护性性行为，导致他人被感染，属于恶意传播，是违法行为。
• 能自由谈论身体的不适，在配偶的支持下更容易接受并坚持治疗。	• 导致配偶感染甚至传染给孩子。
• 能与配偶公开谈论安全性行为及计划生育的问题。	• 常年隐瞒感染者身份，造成沉重的心理负担；产生可能被他人公开感染者身份的担心和焦虑。
• 便于配偶尽早进行 HIV 抗体检测，知道自身的感染状况。	• 不利于感染者常年坚持抗病毒治疗。
• 避免传染给下一代，生一个健康的宝宝。	

选择告知方式

你可以选择在一个月内自己告诉你的丈夫/妻子；如果你有顾虑，不愿意自己告诉他/她，我们可以协助你。你在××时间，把你的丈夫/妻子带到我的办公室，我们一起来告知。

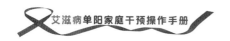
D. 典型病例的告知与HIV抗体检测

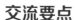
女性感染者

　　与男性感染者相比，女性感染者在告知配偶后所面临的家庭破裂或家庭内暴力的现象更为普遍。随访医生应该在设法让其配偶尽早检查，不被感染的同时，帮助感染者出谋划策，给她们一点时间做好告知配偶的准备。

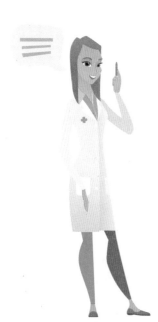

交流要点

① **询问确证HIV抗体检测的经历：**如问："你是最近完成了新婚检查吗？""婚检部门是否告知过你某项血液的检测结果？""有给你一张检测的报告单吗？""应该还给了你一张半截的知情告知书了对吧？"

② **了解婚姻、固定/非固定性伴侣的情况：**如问："在离异期间你有交过其他男朋友吗？"

③ **了解配偶告知意愿：**如问："今天你是一个人来的，有想过什么时候告诉丈夫，告诉家里的人呢？"

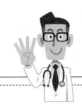

成功告知的关键

① **唤醒亲情：**如"既然你能和你老公走到婚姻登记这一步，那至少你们之间也存在着相互的依恋和情愫。"

② **热心关爱：**如"我们也有关爱机构，里面都是与你有同类经历的感染者，你偶尔可以到群里去诉说，舒缓一下情绪。""如果是你本人主动告知他，想必他会感受到你是在乎他的，所以之后的结局也许没有你想像得那么糟糕。"

③ **耐心聆听：**在与感染者交流时，随访医生要耐心聆听，这常常比讲大道理更易于打动对方。

④ **出谋划策：**如"我可以帮你以医院体检抽查的方式通知你丈夫到医院来免费进行HIV抗体快诊筛查。至少可以了解一下他现在的身体状况。""专业医生还可以指导你们生一个健康的宝宝。"

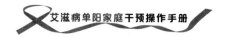

男同感染者

男性同性恋或男男性行为人群感染者（以下又简称"男同感染者"）的配偶告知常面临HIV感染和男男同性性行为双重身份的告知。随访医生在随访工作中应重点关注疾病防治，淡化对方的男同身份，避免关于该问题的讨论。

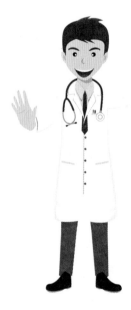

交流要点

① **交流对方在意的内容：** 例如，某男同感染者较为在意自己的外表，长期不配合随访。某天，该感染者主动联系随访医生，自诉出现了影响外观久治不愈的皮疹。随访医生应趁机与其沟通，让其了解预防机会性感染，尽早治疗的好处等信息。

② **感染途径告知：** 在进行配偶告知的时候，为了尽可能地避免家庭矛盾，可淡化或不提其感染途径。

成功告知的关键

① **持之以恒：** 例如，随访医生在电话被感染者挂断后，仍然连续3个月经常发短信询问其情况。终于有一天感染者主动联系到随访医生。

② **抓住时机：** 例如，感染者突然给随访医生发了一条短信，内容是说他四肢上开始长跟水痘有点像的皮疹，去医院拿的药用了也没有效果，不知道是不是跟HIV病毒有关。随访医生应抓住这个机会，跟感染者进行一次深入的短信沟通。

③ **急人所急：** 例如，感染者很关心自己的孩子，说孩子比较瘦弱，经常容易感冒。随访医生应该及时告诉感染者："现在不知道你（感染者）是否婚前就感染了HIV？所以妻子很危险，有可能被感染上；孩子也有可能被感染上。"

④ **出谋划策：** 例如，随访医生跟感染者商量，让他跟妻子说："自己得了一种传染病，妻子和孩子都可能被传染上，希望妻子和孩子尽早去做一次检查。他带她们到疾控中心去，可以做免费检测。"

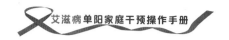

老年男性感染者

老年男性感染者受年龄、文化程度的影响，理解、沟通较困难，他们可以获得的社会支持也相对有限。在随访工作中，随访医生除了需要有足够的耐心，反复提醒外，还常常需要帮助老年男性感染者寻求获得配偶、子女的谅解和帮助。

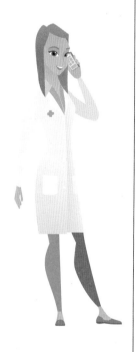

交流要点

① **以其他疾病为由引出话题**：例如，"大爷，你晓得你除了得过结核病以外，医生还给你说过有其他啥子病没有呢？"

② **了解婚姻、固定/非固定性伴侣情况**：例如，"我还想问问大爷，就在你和婆婆结婚前后还交过其他的女朋友没有呢？"

③ **从排除配偶感染为出发点，动员告知**：例如，"我们现在想办法先给婆婆免费查一下。另外你还是要考虑下，看哪个时候咋个给婆婆说一下你有这个病（指感染艾滋病）的事？"

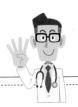

成功告知的关键

① **积极正向的态度：** 保持无歧视、不评判的态度，鼓励感染者积极应对，例如，"你就当是吃维生素嘛，每天继续把治疗艾滋病的药吃起走就对了。"

② **采用通俗的地方语言：** 与感染者尤其是与老年男性感染者交流时，应采用通俗的地方语言，不仅便于沟通交流，还能拉近与对方的距离。

③ **用好地方政府民政补贴：** 合理使用地方政府、民政补贴，常能为随访工作带来便利，例如，"区上每年都会发给经济困难的感染者去疾控中心检查的交通补贴费用。到要检查时我会通知你。你只要来检查我们就会发交通补贴的。"

④ **帮助感染者寻求配偶支持：** 老年男性感染者在家庭内易处于弱势地位，动员他们要寻求家庭内的帮助。例如告诉他，"你先提点过往你和婆婆耍朋友啊，带娃儿带孙儿那些暖心的事情嘛，然后再慢慢说你的事，让她接受也有个缓和期嘛……所以你考虑下在合适的时候还是要给婆婆说，然后也多一个人来督促你吃药嘛。"

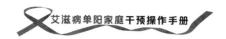

05
夫妻间性传播预防

PREVENTION OF
SEXUAL TRANSMISSION BETWEEN COUPLES

A. 坚持使用安全套的好处和必要性

- 避免重复感染（包括感染同一亚型、不同亚型或耐药的艾滋病病毒）。

- 避免感染其他性传播疾病，如梅毒、淋病、丙肝等。

- 避免配偶感染艾滋病病毒。

不使用安全套直接体液接触，是导致HIV单阳家庭阴性配偶抗体阳转的直接原因。应用贝努利过程模型拟合艾滋病单阳家庭配偶间性传播研究结果显示：在坚持抗病毒治疗覆盖率（90%）不变的情况下，如果单阳家庭安全套坚持使用比例从50%提高到90%，就可以减少80.7%的单阳家庭配偶阳转的风险。

避孕药、避孕环仅能起到避孕的作用，而不能降低艾滋病病毒和其他性传播疾病感染的风险。

B. 每次性行为应坚持全程正确使用安全套

安全套的正确使用方法见图。（图3）

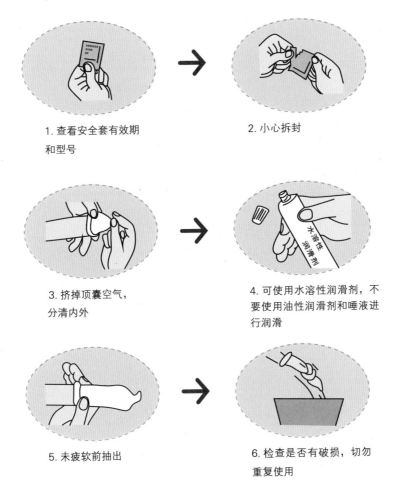

1. 查看安全套有效期和型号

2. 小心拆封

3. 挤掉顶囊空气，分清内外

4. 可使用水溶性润滑剂，不要使用油性润滑剂和唾液进行润滑

5. 未疲软前抽出

6. 检查是否有破损，切勿重复使用

图3 安全套的正确使用方法

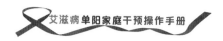

C. 安全套使用情况评价

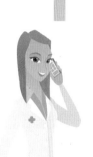

干预时分别询问感染者和配偶安全套使用情况：

☑ 夫妻生活安全套使用情况？

☑ 是否每次夫妻生活全程正确使用安全套？

☑ 家里是否还有安全套？

根据需要发放一定数量的安全套并做好发放记录。

06

日常接触预防

PREVENTION OF
INTRA-FAMILY TRANSMISSION BY DAILY CONTACT

A. 艾滋病不会通过日常生活接触传播

- 艾滋病病毒是一种非常脆弱的病毒，离开人体后会很快死亡。

- 唾液、泪液、汗液、尿液中病毒含量极低，不足以引起传播。

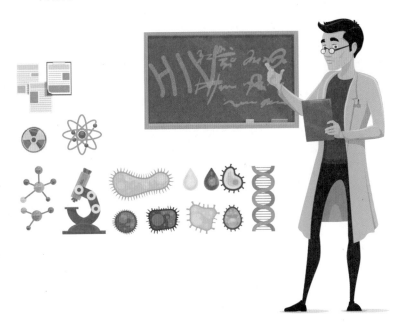

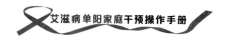
以下这些途径不会传播艾滋病（图4）

- 日常生活接触不会感染艾滋病，如握手、拥抱；一起进餐、乘车、学习、郊游、玩耍；共用学习用具、共用餐饮具、共用电话机、共用卧具；共用卫生间、马桶圈；共用游泳池或共用公共淋浴等。

- 咳嗽或打喷嚏不会传播艾滋病病毒。

- 蚊虫叮咬不会传播艾滋病病毒。艾滋病病毒在蚊子体内既不会发育也不会复制。蚊子嘴上残留的血液量微乎其微，远不足以引起传染。目前还没有有关蚊子或昆虫叮咬而感染艾滋病的报道。

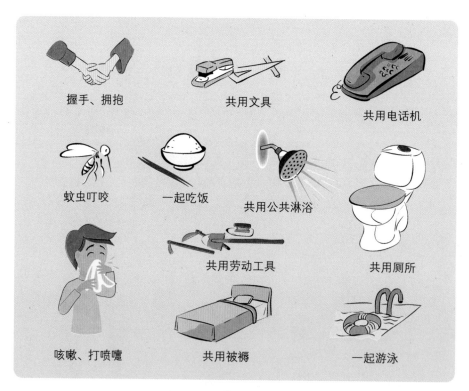

图4　不会传播艾滋病的途径

B. 避免接触感染者的血液

- 不要与感染者共用牙刷、牙线、牙签、剃须刀、剪刀、指甲剪、刮眉刀等有可能刺破皮肤的日常生活用品。（图5）

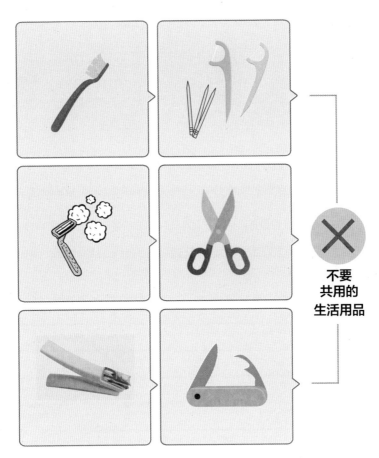

不要共用的生活用品

图 5　不要与感染者共用的物品

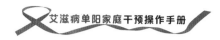

- 感染者一旦发生了意外出血，如果伤口较小，可以按照止血、清洁和包扎三步法轻松应对；如果伤口较大，先紧急按压止血，然后尽快去医院治疗。（图6）

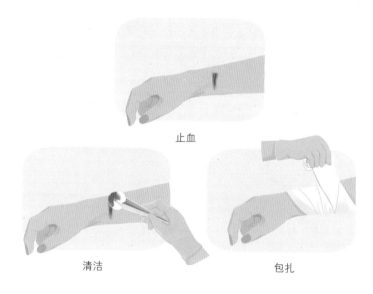

止血

清洁　　　　　　　　　包扎

图6　感染者意外出血的紧急处理

- 家人或他人帮助感染者包扎伤口时，应注意不要沾染上感染者的血液。（图7）

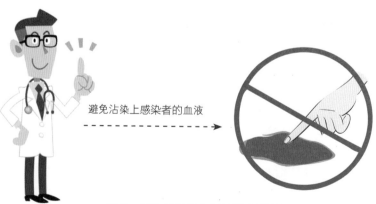

避免沾染上感染者的血液

图7　包扎感染者伤口的注意事项

07

抗病毒治疗动员

MOBILIZATION
FOR ANTIRETROVIRAL THERAPY

得知感染艾滋病后，感染者常常会关心以下一些与生存、治疗相关的问题：

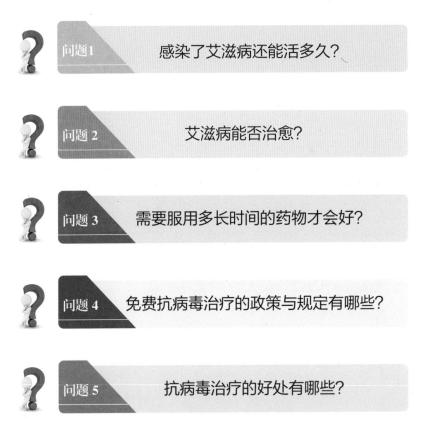

问题1　感染了艾滋病还能活多久？

问题2　艾滋病能否治愈？

问题3　需要服用多长时间的药物才会好？

问题4　免费抗病毒治疗的政策与规定有哪些？

问题5　抗病毒治疗的好处有哪些？

问题6　不治疗的危害有哪些？

 问题 7　早治疗的好处有哪些？

 问题 8　治疗前需要做好哪些准备？

问题1　感染了艾滋病还能活多久？

　　感染了艾滋病后，一般是不会立即发病的，会有一段时间的潜伏期，这个潜伏期的时间在2~10年，平均5年左右。过了潜伏期后感染者就会发病，如果不治疗，一般在发病后一两年内会死亡。专家表示，对许多在感染早期就接受正规治疗的感染者来说，艾滋病已成为一种可控的慢性病，他们的预期寿命可以接近正常人。

问题2 艾滋病能否治愈？

　　虽然目前还没有根治艾滋病的药物，但只要感染者积极配合正规治疗，活到人均寿命还是有可能的，现在科学发展迅速，根治艾滋病是迟早的事情。如美国一名艾滋病患者因为患了白血病换骨髓，移入的骨髓刚好有抗体，把他的艾滋病也治好了。又如2019年发表在《自然》杂志上的一项研究发现，一名艾滋病病毒阳性的霍奇金淋巴瘤（一种白血病）患者（被称为"伦敦感染者"）接受骨髓移植治疗，在抗艾滋病病毒药物治疗停止18个月后检查，无法检测到病毒。这使他成为医学史上第二个不通过药物治疗而击败艾滋病病毒的人。凡事都不是绝对的，希望你能好好地对待，有良好的心态。

问题3 需要服用多长时间的药物才会好？

　　目前，艾滋病抗病毒治疗虽有效，是指长期抑制HIV的复制，但还达不到根除病毒的效果，所以需要长期按时按量服药。

问题4 免费抗病毒治疗的政策与规定有哪些？

　　根据我国《艾滋病防治条例》，我国免费提供抗病毒治疗药物。此外，四川省每年为感染者免费提供一次$CD4^+T$淋巴细胞和病毒载量检测，免费提供随访咨询。

问题5 抗病毒治疗的好处有哪些?

抗病毒治疗的好处主要有以下几点:（图8）

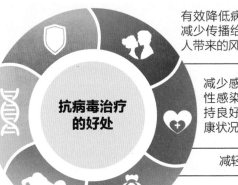

能提高机体免疫水平，改善健康状况

延长疾病潜伏期，延长感染者的生命

降低母婴传播风险，生一个健康的宝宝

有效降低病载水平，减少传播给配偶和他人带来的风险

减少感染者机会性感染发生，维持良好的心理健康状况

减轻经济负担

抗病毒治疗的好处

图8 抗病毒治疗的几点好处

问题6 不治疗的危害有哪些?

不治疗的危害主要有以下几点:（图9）

引起并发症，如机会性感染(弓形体病、口腔念珠菌感染、脑膜脑炎、结核病等)、恶性肿瘤(卡波济肉瘤、淋巴瘤)等

增加将艾滋病病毒传染给子女、配偶或其他性伴侣的风险

发展成艾滋病患者，健康状况将会迅速恶化，甚至会很快死亡

并发症的治疗可能给家庭和社会带来沉重的经济负担及社会问题

不治疗的危害

图9 不治疗的几点危害

问题7 早治疗的好处有哪些？

早治疗的好处有以下几点：

• **早治疗，维持较高的CD4$^+$T淋巴细胞水平，减少发病和死亡。**

2009年，Sterne JA等对18项队列研究进行系统分析得出：CD4$^+$T淋巴细胞计数在251～350个/μl者，艾滋病发病和死亡的风险是CD4$^+$T淋巴细胞计数＞350个/μl者的1.28倍，提出应当实施早治疗。

START队列研究表明，在CD4$^+$T淋巴细胞计数＞500个/μl的感染者中，接受抗病毒治疗者的严重细菌感染率比未接受抗病毒治疗者减少了61%。

• **病载容易降到有效抑制的水平。**

潜伏期发现立即治疗：半年内90%以上病载可降至≤200拷贝/ml。

发病时再治疗：治疗3年后，仅约50%的人降至≤200拷贝/ml。

• **减少病毒传染给配偶的风险。**

研究机构对来自亚洲、非洲、南美洲、北美洲9个国家13个地区的3 526例CD4$^+$T淋巴细胞计数为350～550个/μl的单阳配偶进行随机对照试验发现：如果感染者能尽早接受抗病毒治疗，其将艾滋病病毒传染给配偶的概率将减少96%，抗病毒治疗同时具有临床和公共卫生意义。

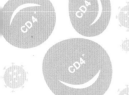

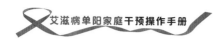

问题8 治疗前需要做好哪些准备?

治疗前主要需要做好以下准备:（图10）

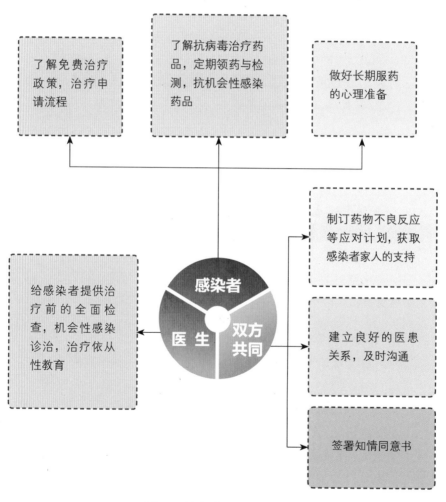

图10 治疗前需要做好的准备

通过系列活动，随访医生要获取感染者家人的支持

为了获取感染者家人的支持和帮助，随访医生可以这样做：

● 通过家访、座谈、讲座等形式与感染者家人进行面对面的交流。

● 强调家人的支持对改善感染者健康状况的重要性。介绍家人支持的方式，如提醒服药、陪同领药或检测，给予营养支持、日常护理、心理疏导等。

感染者本人要寻求家人的支持

为了获取家人的支持和帮助，感染者可以这样做：

● 倾诉：主动与配偶交流自己的想法、感受及身体状况等。

● 主动寻求帮助：主动寻求一些帮助，如让家人提醒自己服药等。

● 感谢：适当表达自己对配偶的感谢，在自己能力范围内多分担家务和责任。

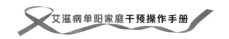

08
指导正确的服药方法
GUIDE TO
CORRECT INTAKE OF MEDICATION

A. 服药提醒

根据感染者特点，采用填写药瓶标签，录制语音医嘱，发放服药组合照片以及患者主动填写服药记录，设定服药提醒闹钟，配偶提醒服药等方式坚持按时、按量正确服药。

以药瓶标签为例，可以由随访医生在发药时填写药物服用说明标签，每次发药时贴在药瓶的醒目位置。标签上至少包括服用剂量（如每次1片）、服药次数（如早晚各一次或每天一次）、服药时间（如每晚9点服用）三方面的内容。对于文化程度低者可以用文字配图加以说明。（图11）

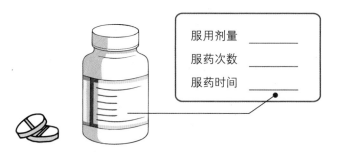

图 11　填写服药的剂量、次数和时间示意图

B. 正确服药的方法

● 养成长期按时按量服药的习惯。

● 漏服药物的解决办法：一般情况下，漏服药物可按"漏服药物时间是否超过用药时间间隔的1/2"的原则进行判断。如果漏服时间小于两次用药时间间隔的一半，可以按量补服，下次服药再按原时间；如果漏服时间大于两次用药时间间隔的一半，就不再补服，而将下一次的用药时间提前。例如，某感染者固定服药时间为每晚8点服药一次，某晚忘记服药，次日早10点想起自己昨晚漏服情况，应立即服药且当晚8点不再服药，后一日晚8点恢复正常服药时间。（图12）

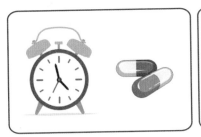

图12　漏服药物的解决办法

● 不要将自己的药物分给他人服用，因每个患者都有自己特殊的治疗方案和治疗剂量。正确的服药方法见图。（图13）

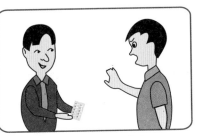

按时按量服药　　　　　　不要把自己的药物分给他人

图13　正确的服药方法

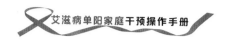

09

治疗依从性教育

EDUCATION
FOR ART COMPLIANCE

A. 依从性教育的重要性

依从性的概念是：感染者能不能总是在规定的时间，服用正确数量和种类的药物，依从性应大于95%才能保证治疗的成功。

进行艾滋病治疗是一个需要长期坚持服药的过程，感染者服药的依从性对于治疗效果具有决定性的作用。在治疗前，随访医生应对感染者进行正确的抗病毒治疗指导和治疗依从性教育。

● 抗病毒治疗需要终身服药，在规定的时间，服用正确数量和种类的药物。按时、按量服药才能保证治疗的有效性。

● 不按时、按量服药，产生耐药的危险性升高。这不会马上表现出来，约数周到数月后才能显现出来，而耐药性一旦出现，会对将来的有效治疗产生严重的不良影响。

● 目前国家免费抗病毒治疗药物种类有限，一旦依从性不好产生耐药性，可选择的免费药物将非常有限。

B. 常见依从性不好的原因及应对

常见依从性不好的原因见图。（图14）

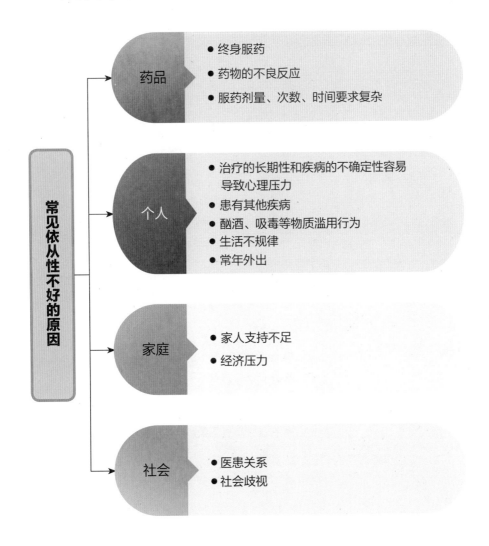

图14　常见依从性不好的原因

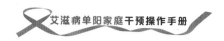

常见药物不良反应及推荐的应对方法见表。（表1）

表1 常见药物不良反应及推荐的应对方法

常见不良反应	推荐的应对方法
恶心、呕吐、反酸、腹泻	●选择易消化的食物，一次只摄入少量食物或液体，少食多餐 ●避免高脂肪、过辣或过甜的食物及奶制品 ●应选择清淡的、煮熟的、易消化的食物，如米饭、清汤、淡茶等 ●症状持续加重（呕吐伴剧烈腹痛，如一天腹泻超过4次、出现血便、呼吸困难等）或超过2周时，需及时到医院就诊
头痛、疲乏	●用香脂精油涂搽以缓解头痛，搽在额部和颈部 ●确保在安静舒适的房间内充分休息 ●保持液体和食物摄入 ●避免喝咖啡、浓茶和酒 ●在医生指导下服用对乙酰氨基酚（扑热息痛） ●症状持续加重时（如持续性头痛、发热、意识模糊、呕吐、视物模糊等），要及时到医院就诊

续表

常见不良反应	推荐的应对方法
情绪异常、噩梦、眩晕、抑郁	● 睡前服用依非韦仑 ● 若影响睡眠，可将药物时间调整至早晨空腹服药，避免高脂肪餐 ● 避免驾驶、高空作业等工作 ● 症状一直未缓解或出现严重情绪低落时应及时到医院就诊
轻度皮疹	● 防止阳光照射皮肤 ● 避免使用碱性较高的肥皂 ● 保持皮肤清洁和干燥，及时洗手、剪指甲和定期洗澡 ● 使用护肤霜或滋润物以保持皮肤舒适 ● 穿着宽松的棉制品服装 ● 皮疹严重伴脱皮、水泡、溃疡、发热等，应及时到医院就诊
其他常见反应有出血、周围神经病变、骨密度减低、心血管疾病等	咨询医生

服药提醒工具及方式

● 采用服药提醒：根据感染者自身习惯选择提醒方式，在闹钟或手机上设置服药闹钟提醒。

● 采用便携药盒：将药物放在便于携带并可以标记日期的小盒子或药板内。随访医生在发药时向感染者演示小药盒的使用方式，让他自己再按每天药量分装放置一次。

● 感染者外出，可根据外出天数计算好需要携带的药片数，并将其放在装常用药的盒子里，最好放在方便看见的包里。

● 将服药与日常生活习惯联系起来，找到每天规律的日常活动，如看新闻联播节目时间、固定的睡觉时间等，将服药时间与其相联系。

● 将药品放在一眼就可以看见的地方，这样不容易忘记。

● 可以让知道感染状况的家人或亲友提醒自己按时服药。

指导督促正确服药及服药的时间、剂量、次数要求

● 每次发药时，随访医生应向感染者及其家人讲解药物正确的服用方法。

● 随访医生要询问感染者每种药物的服用时间和剂量。

● 随访医生要计数感染者药盒中的剩余药量，结合最近一次的领药时间，推算出其服药剂量是否正确。

● 随访医生应发放服用药物的组合照片，指导感染者正确服药。

● 让家属监督感染者正确服药。

认识治疗的长期性和疾病的不确定性，为感染者提供心理援助

● 感染者要自我调整好心理状态，丰富自己的业余生活，把按时服药当作日常生活的一部分。

● 感染者应主动与其他患者交流，分享治疗心得，相互鼓励。

● 家属要经常与感染者交流，共同制订家庭计划，让他们对生活抱有信心和希望。

● 医生在随访时应重点关注感染者的心理状态，强调坚持抗病毒治疗的好处，为感染者提供心理援助。

● 随访医生应不定期组织召开座谈会，分享治疗有效案例、治疗研究进展等。

尽力帮助有经济压力的感染者解决困难

● 随访医生可尽力帮助经济困难的感染者申请救助或低保补助。

● 随访医生应将感染者的常规肝功、肾功随访检测尽可能安排在基层医疗卫生机构进行。

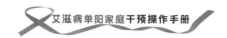

10

治疗效果评价

EVALUATION OF ART

A. 什么是治疗有效

抗病毒治疗的有效性主要通过病毒学指标、免疫学指标和临床症状三方面进行评估，病毒学指标为其中最重要的指标。

● **病毒学指标：** 大多数感染者抗病毒治疗后，血浆病毒载量4周内应下降1个log以上（10个数量级以上，如从10 000 cp/ml 降到1 000 cp/ml 及以下水平），在治疗后的3~6个月病毒载量应达到检测不到的水平。

● **免疫学指标：** 在抗病毒治疗后一年，感染者的CD4$^+$T淋巴细胞数与治疗前相比增加了30%或增长了100个/μl，提示治疗有效。

• **临床症状：** 反映晚期感染者抗病毒治疗效果的较敏感的临床指标是体重变化。

HIV感染急性期的主要症状见图。（图15）

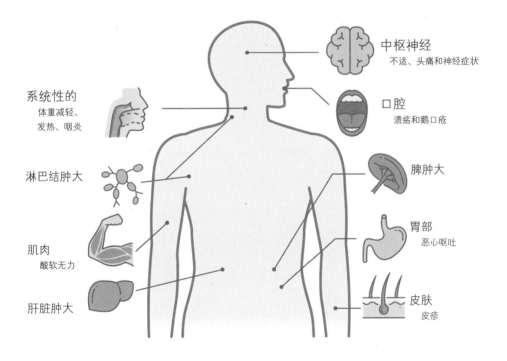

中枢神经
不适、头痛和神经症状

口腔
溃疡和鹅口疮

脾肿大

胃部
恶心呕吐

皮肤
皮疹

系统性的
体重减轻、发热、咽炎

淋巴结肿大

肌肉
酸软无力

肝脏肿大

图15 HIV感染急性期的主要症状

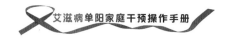

B. 病毒载量检测

病毒载量检测是用于测量血浆中HIV RNA的数量，测定的临床意义是为预测疾病进程、评估治疗效果、指导治疗方案调整提供依据。

● **病毒载量检测频次：** 如果有条件，在治疗前做基线病毒载量检测是有必要的，便于观测抗病毒治疗后病毒抑制的效果。启动抗病毒治疗6个月后应进行病毒载量检测，以监测治疗效果，之后至少按每年检测一次的频率进行。

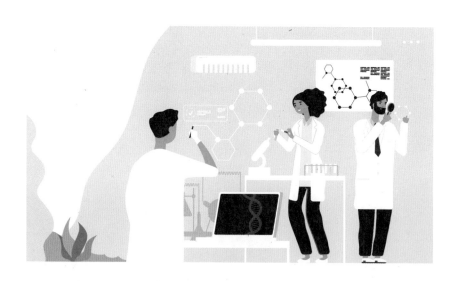

● **病毒载量检测报告解读：** 查看该项本次检测结果是否为"低于检测下限"或"未检出"。若病毒载量还没有低于检测下限，应该仔细寻找可能的原因，包括依从性、药物的相互作用，适时重复检测病毒载量，以观察是否仍高于检测下限。如复查后病毒载量还没有低于检测下限，应报告临床专家，以考虑治疗是否失败。（表2）

表2 病毒载量报告解读

检测方法	PCR-荧光法	检测依据	《全国艾滋病检测技术规范》2015年修订版
试剂批号	Y1643600000	试剂效期	2019.6.30
检测仪器	Roche CAP CTM		
病毒载量检测结果（cp/ml）	未检出*		
检测日期	2018.8.23	报告日期	2018.8.24

*"未检出"代表病毒载量检测结果低于检测下限。

● **病毒载量单位：** cp/ml 或 IU/ml。

● **换算关系：** 不同厂家的试剂盒与世界卫生组织制定标准物质的换算系数不同，参考试剂说明书。

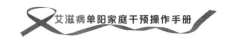

C. CD4⁺ T淋巴细胞检测

CD4⁺ T淋巴细胞检测是用于测量血液中CD4⁺T淋巴细胞的计数，测定的临床意义是了解机体免疫状态和感染者病程进展，确定疾病分期，判断治疗效果和HIV感染者的临床并发症。（表3）

表3 CD4⁺ T淋巴细胞检测

项目名称	中文名称	测定值		单位	参考范围
CD3⁺#	CD3⁺T淋巴细胞绝对计数	1230		个/μl	770～2041
CD4⁺#	CD4⁺T淋巴细胞绝对计数	305	↓	个/μl	414～1123
CD8⁺#	CD8⁺T淋巴细胞绝对计数	1006	↑	个/μl	238～874
CD4⁺%	CD4⁺T淋巴细胞百分比	20.6	↓	%	34～70
CD8⁺%	CD8⁺T淋巴细胞百分比	66.5	↑	%	25～54
CD4⁺/CD8⁺	CD4⁺T/CD8⁺T淋巴细胞比值	0.30	↓		0.68～2.47

● **CD4⁺T淋巴细胞检测频次：** 开始抗病毒治疗后，感染者每年至少复查一次CD4⁺T淋巴细胞计数，监测治疗后的效果。根据临床医生判断及感染者个体病情需要，可适当增加检测频次。

● **CD4⁺T淋巴细胞检测报告解读：** 感染者接受抗病毒治疗后的第一年，CD4⁺T淋巴细胞计数平均增长150个/μl。如果CD4⁺T淋巴细胞计数上升过程比预期缓慢，医生应该寻找引起治疗反应不好的原因，包括依从性和药物的相互作用。许多感染者会因为CD4⁺T淋巴细胞计数

上升速度不够迅速而担心，此时需要对感染者加强依从性教育，并告知，不同的感染者个体对治疗的反应差异可能会很大。（表4）

表4　CD4⁺T淋巴细胞检测报告解读

检测方法	单平台一步法		检测依据	《全国艾滋病检测技术规范》2015年修订版及同生试剂说明书
试剂批号	同生20190522		试剂效期	同生20200521
检测仪器	BD Calibur			
检测结果	CD3$^+$CD4$^+$(个/μl)	245	CD3$^+$CD8$^+$(个/μl)	865
检测日期	2019.10.14		报告日期	2019.10.14

D. 病毒学失败怎么办

- **病毒学失败的定义：** 在持续进行抗病毒治疗的感染者中，开始治疗（启动或调整）48周后，血浆HIV RNA持续＞200cp/ml；或病毒学反弹，在达到病毒学完全抑制后又出现HIV RNA≥200cp/ml的情况。

- **病毒学失败时的评估：** 出现病毒学失败时，应评估感染者的治疗依从性和药物-药物或药物-食物的相互作用。

- **出现病毒学失败时的处理：** 一旦出现病毒学失败，病毒很容易经由夫妻生活将艾滋病传染给配偶。随访医生应掌握治疗失败者病例名单，提醒感染者到治疗点接受专业咨询，及时与治疗医生交换感染者信息。（图16~图18）

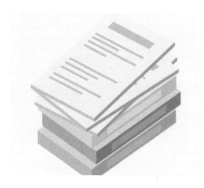

图16　随访医生应掌握
治疗失败者病例名单

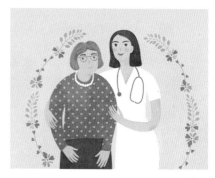

图17　随访医生应提醒感染者到
治疗点接受专业咨询

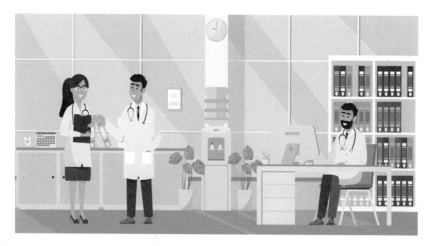

图18　随访医生应及时与治疗医生
交换感染者信息

11
生育指导
FERTILITY GUIDANCE

A. 了解生育意愿，进行孕情监测

监测对象	监测内容
18~49岁女性感染者单阳家庭	• 你们有小孩吗？
配偶年龄在20~49岁的男性感染者单阳家庭	• 有计划要小孩吗？ • 现在是否怀孕？

B. 传递正确的生育知识

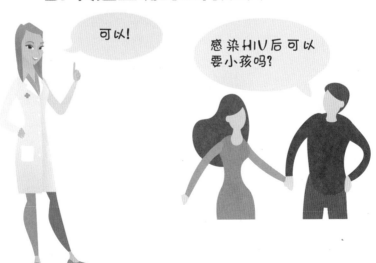

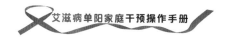
- 有生育意愿和无生育意愿的单阳家庭如何进行孕情监测，请参照图示。（图19）
- 男阳女阴家庭如何生育健康的宝宝，请参照图示。（图20）
- 女阳男阴家庭如何生育健康的宝宝，请参照图示。（图21）

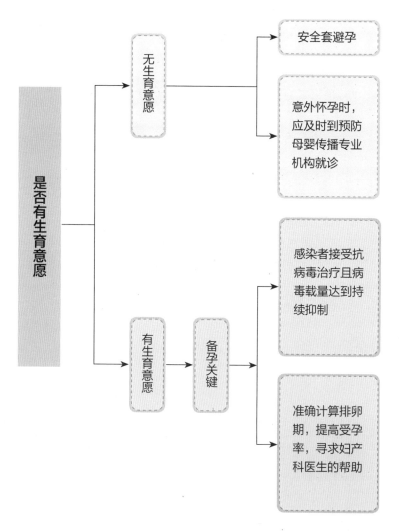

图19　有生育意愿和无生育意愿的单阳家庭如何进行孕情监测

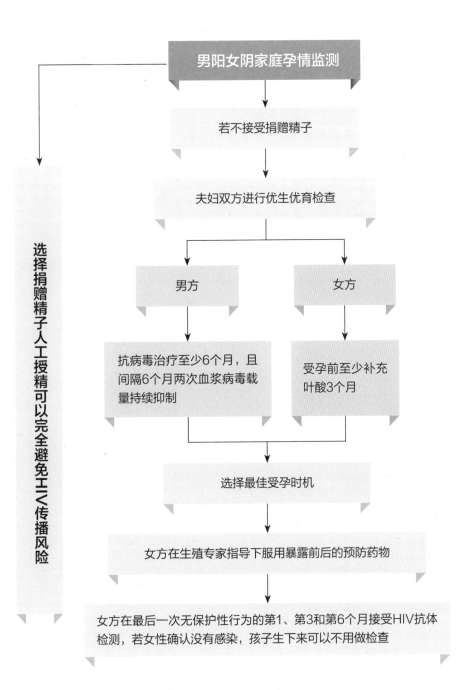

图20 男阳女阴家庭如何生育健康的宝宝

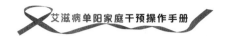
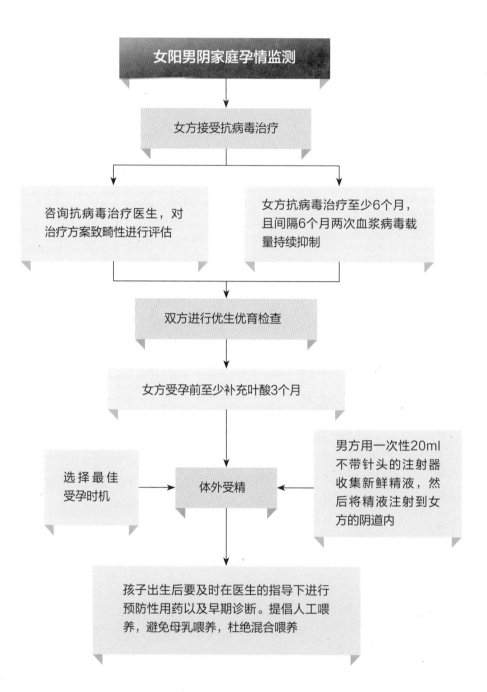

女阳男阴家庭孕情监测

女方接受抗病毒治疗

咨询抗病毒治疗医生，对治疗方案致畸性进行评估

女方抗病毒治疗至少6个月，且间隔6个月两次血浆病毒载量持续抑制

双方进行优生优育检查

女方受孕前至少补充叶酸3个月

选择最佳受孕时机

体外受精

男方用一次性20ml不带针头的注射器收集新鲜精液，然后将精液注射到女方的阴道内

孩子出生后要及时在医生的指导下进行预防性用药以及早期诊断。提倡人工喂养，避免母乳喂养，杜绝混合喂养

图21　女阳男阴家庭如何生育健康的宝宝

C. 转介

将所有有生育意愿、已怀孕的单阳家庭尽快转介到当地的预防母婴传播专业机构。要做到转介单、感染者和预防母婴传播机构的医务人员"三见面",即为成功转介。(图22)

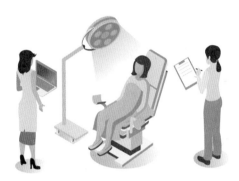

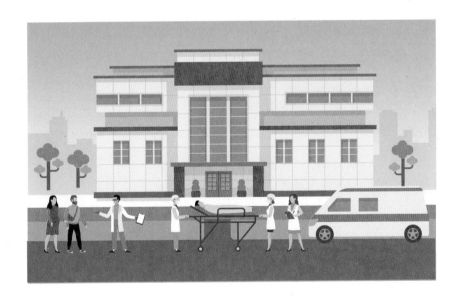

图22　成功转介要做到"三见面"

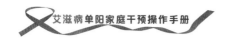
12

暴露前后预防

PRE/POST-EXPOSURE
PROPHYLAXIS, PREP/PEP

暴露前预防[*]：指当个体面临很高的HIV感染风险时，每天服用药物以降低被感染风险的措施。对于有生育意愿的单阳家庭，阴性方在专业医疗机构医生的指导下服用暴露前预防药物，可降低其感染的风险。

暴露后预防^{**}：是指在暴露于HIV后尽快服用抗逆转录病毒药物，以降低HIV感染风险的措施。单阳家庭若发生了非保护性性行为、共用针头、针刺伤以及创伤等高危行为，与HIV感染者的血液、组织、体液或HIV污染的器械及设备等接触，都有感染HIV的危险。阴性方在暴露后需立即到抗病毒治疗机构咨询。经评估需要服药者，须在72小时内尽快开始应用抗逆转录病毒药物，服药期间应严格避免再次发生高危行为。

★　暴露前预防：英文为pre-exposure prophylaxis，PrEP。
★★暴露后预防：英文为post exposure prophylaxis，PEP。

13 关怀与支持
CARE & SUPPORT

A. 关怀政策

随访医生应主动收集各类与感染者相关的关怀政策信息，如低保、补贴、救助、免费检查等，为经济困难的感染者家庭提供实际的帮助。（图23）

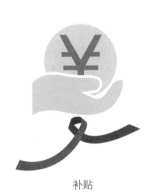

补贴

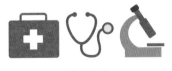

免费检查

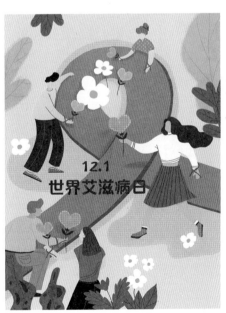

救助

图 23　关怀政策

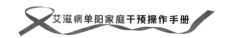
B. 日常护理

营养、饮食指导

治疗期间的营养指导见下。（图24）

- 限制饮酒。

- 治疗初期，最好避免进食海鲜及其他容易过敏的食物。

- 多吃瘦肉、奶制品等蛋白质含量高的食物。

- 多吃蔬菜和水果、豆类，补充维生素、矿物质和膳食纤维。

- 选择含有适当维生素、易消化、易烹饪的食物品种。

- 如有口腔溃疡或疼痛，要把食物晾冷到室温时再吃。

- 习惯性腹泻的感染者每日可口服补液盐或喝盐糖水。

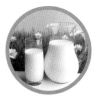
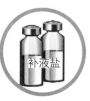

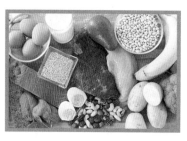
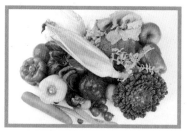

图24　治疗期间的营养指导

不同的抗病毒治疗药物对于摄入食物的时间和种类要求不尽相同。在开始服药物之前应充分咨询医务人员。仔细阅读药品说明书，全面了解每种药物的饮食禁忌并严格执行。

> **生活及自我护理**

感染者可以进行一些适当的体育锻炼，如伸展运动、快步走、跑步、骑自行车等。适当的运动有助于舒缓感染者焦虑的情绪。病情较重的感染者，也应当进行适当活动，避免因长期卧床而引起肺部感染、压疮等疾病。（图25）

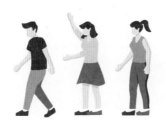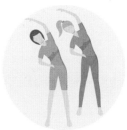

图 25　适当活动

C. 心理支持

医务人员、家属要多关注感染者的心理和精神状况，安抚其情绪，了解其顾虑和需求，发现问题应及时转介至心理咨询专业机构就诊。心理援助见图。（图26）

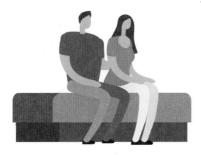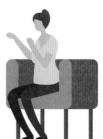

图 26　心理援助

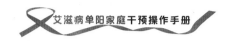

14

配偶告知成功的案例

SUCCESSFUL CASES OF
PARTNER NOTIFICATION

案例1：女性感染者成功告知的案例

王××，女，42岁，2017年入本地时婚检，确证为HIV抗体阳性。此前离异时曾经历过多个性伴侣，经异性性传播感染HIV。其配偶李××，男，45岁，2018年至2020年HIV抗体检测结果为阴性。

随访医生电话联系感染者：通话中察觉感染者周围环境嘈杂（系茶铺类）。随访医生即表明自己身份，请感染者抽空闲时间与自己联系或者带上身份证直接到随访医生单位办公室详谈（建议患者第一次随访不带家属）。感染者表示同意。

办公室面对面：见面后首先核实感染者身份信息。随访医生作自我介绍。

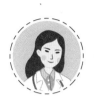

听说姐姐最近完成了新婚检查?

是的。

婚检部门是否告知过你某项血液的检测结果?

是,但是不知道具体是什么意思。

有给你一张检测的报告单吗?

有,就是这个,是打电话来让我去取的。

应该还给了你一张半截的知情告知书的,对吧?

是的,都在这里。

既然这些东西现在都在这里，我就详细来给姐姐好好地解释一下这个结果。……（进行确证结果解释。）

姐姐现在大概清楚了关于感染者的情况了吧？在离异期间你有交过其他的男朋友吗？

嗯，有几个，还有个人是西昌那边的，会不会就是跟西昌那个人惹起的呢？

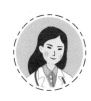

嗯，不排除这个可能性。

那我现在会不会被医院给隔离起来哦？我刚刚才结婚到你们这边，我咋个敢让家里人晓得这个事情嘛！如果他们知道了，肯定连婚姻都保不住了。

发现这个病后，只要你积极配合，我们会给予你正规的治疗和健康教育。你要注意的是：平时正确用药，生活有规律和营养支持等。我们会介绍相关的关爱团体，里面有跟你同类经历的患者，你偶尔可以到群里去诉说，舒缓一下情绪。

姐姐今天是一个人来的，有想过什么时候把这事告诉你的丈夫呢？

每个人都有不同的经历，既然能和你相爱的人走到婚姻登记这一步，那至少你们之间存在着相互的依恋和情愫。现在你充分信任我，同意在我的指导下进行系统的治疗及随访。既然你不知道，我也不知道你是在什么时候感染的，所以，在你没想好怎样跟你丈夫说出真相之前，我可以帮助你：以医院体检抽查的方式通知你丈夫来医院免费进行HIV抗体快诊筛查。这样至少你可以了解一下他现在的身体状况。

我也给你一些时间，战胜自己，做出正确的选择。如果是你本人主动告诉他，想必他会感受到你是在乎他的，所以后续的结局也许并没有你想像得那么糟糕。

好的，容我点时间考虑我再去告诉他，我会积极配合医院的治疗的。

后续：一周后，随访医生通知感染者的配偶以医院体检的名义到医院完成了快诊筛查，结果为阴性。两月后，感染者主动联系随访医生，她已鼓足勇气，冒着可能离婚的风险把自己被感染的事告诉了配偶，也告知了自己准备治疗的情况。配偶不但没有提出离婚，反而积极地督促感染者尽快治疗和随访。

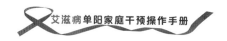

案例2：老年男性感染者成功告知的案例

张××，男，71岁，2016年因结核病住院常规筛查HIV确证阳性，经异性商业性行为感染。其配偶赵××，女，65岁，2016年至2020年快诊检测HIV抗体结果均为阴性。

结核病患者管理规范要求医生入户对其进行随访指导。该感染者家中夫妻俩居住，环境良好。随访医生进行对感染者进行了结核病患者用药及健康教育指导，查看其出院病情证明，核实出院病情证明诊断为AIDS（艾滋病），CD4+T淋巴细胞检测结果为95个/μl，建议用药方案为3TC+TDF+EFV，外加磺胺。

随访中，医生了解到感染者的老伴是文盲，不识字，趁其老伴外出买菜之机，与感染者沟通如下：

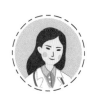

张大爷，你除了得过结核病以外，医生还给你说过有其他啥子病没有呢？

不清楚嘛！医生只是说还要到社区医院去拿药，是不是到你们那个医院去拿药嘛？

是的，但是我还需要指导你去完成一个手续才可以拿到药。关键你晓不晓得，你得的是啥子病？

哎呀，医生，你说的就是那个"爱死病"，是不是嘛？

张大爷，不是叫"爱死病"，是叫"艾滋病"！我给你说嘛，因为你有个指标的检查结果已经达到了这个疾病的一个诊断标准。看嘛，就是这个（指"CD4$^+$T淋巴细胞"给大爷看），这是代表免疫力指标的；后面写的这个数字"200"代表免疫力正常；而你检测的结果是"95"，现在已经低于正常值"200"了。这个检测数字表示，你得了我们常说的艾滋病了！

张大爷，我说的这些话，你听不听得懂？

哦，不是很懂哈！但我……我咋个会得到这个病的喃？还治得好不嘛？治不好就算了！

这个病现在虽然不能完全治疗好，但是吃药是可以控制住的，至少控制好了，你就不得（不得：此例方言为"不会"之意。下同）像现在抵抗力那么低，容易感染上结核病了嘛！这个病就是要打垮你的抵抗力，所以一定要及时治疗。你想嘛，你本来结核病就在治疗，到时候还要请医生考虑下这个肺部抗感染的药是不是要和抗艾滋病的药一起上。总之我给你写清楚，医生看了这张单子，要问你，你就如实回答哈！

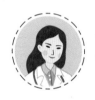

　　说到这里，我还想问问大爷，就在你和婆婆结婚前后，你还交过其他的女朋友没有呢？

　　还要问这个嗦？好嘛，反正病都得了，也没啥可保密的。我先后交过几个女朋友，不晓得是不是那个时候惹到（惹到：此处指被感染）了的哦？

　　你问我们家的（指老伴）？应该不得有这个病哦！因为我们两个都分居了好多年了嘛！如果她晓得了我得病这个事，担心怕要跑路（指离婚）了哦！

张大爷，我们必须要了解一下你是咋个被感染到的。现在你我都不晓得你是好久被感染的，所以就不去追究是咋个被惹到（被感染）的了。我们现在是要想办法先给婆婆免费检查一下，看她感染到没有？

大爷，另外你还是要考虑一下，看啥时候给婆婆说一下你这个事（被感染的事）。你说肯定比我说的效果好嘛！至少你给她坦白了。她年龄也大了，你们几十年的夫妻了，她应该还是会顾及你的。

我等会儿给她说，让她去做个结核病的筛查，顺便就一起把这个艾滋病的快诊检查做了哈，以后每年都要给家属查一次。

张大爷，等你想好了就给婆婆说哈！你先说点以前那些高兴的事，带娃儿带孙那些暖心的事嘛，然后再慢慢说这件事，让她接受也有个缓和期嘛！

要得。那我好久会死嘛？

你不要这样想。你现在听医生的，正确规律服药，结核病这边也同时治疗。等结核病痊愈后，你就当药是维生素嘛！只要每天把治疗艾滋病的药按时吃起走，病就不会发展的！

哦，我就是担心耍起来就忘了吃药噢，咋办嗫？

到时候你把手机上的闹钟设置个备忘——吃药。每天在晚上的一个固定时间，闹铃响了你就吃药！张大爷，你再考虑一下，时机合适了还是要给婆婆说，这样也多一个人来督促你吃药嘛！

那要得嘛，我那个老伴儿犟得很，你喊得动她去医院吗？

没事哈，我们这边是有交通补助的。这次她晓得是因为你得了结核病的这个理由去查了，后面我们区上每年都会发给患者去医院检查的交通补贴费。到时候我就给她说，只要来配合检查了就会发补助的嘛！

要得，要得！有这个理由她会来的，发补贴她都会去开会的。

后续：此病例进入常规抗病毒治疗，依从性好，家属每年定期完成检测。

案例3：男同感染者成功告知的案例

这例感染者是男性，妻子比他小2岁，有一个女儿，平时两个人都在外务工。感染者在重庆、成都等地工作，妻子在本地周边务工。

这例男性感染者是在监管场所羁押人员HIV抗体筛查被查出来的，当时他只留了一个座机号码。单位同事多次打电话，都是他家里的老年人接的，而且都说他在外务工长期没有回家。我们请村医生协助调查，发现感染者确实没有回家，无法联系进行告知。

半年之后，在我接手管理这个病例时，我打通了他留的座机号码，接电话的仍然是一个老大爷。我跟老大爷说，我是这个感染者的朋友，有点事情想找他帮忙，问他有没有手机号码可以联系？老大爷很干脆地给我说了感染者的手机号。

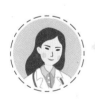

拿到感染者的手机号码之后，我立即跟感染者打了电话，对方接了，听上去好像还在睡觉。我说我是××疾控中心的随访医生，对方马上就警觉起来，直接说："我现在不方便接听你的电话。"然后就挂断了。之后我在不同时段给他打电话，我想他总有方便接电话的时间，可是他就是不肯接。

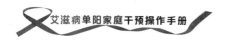

后来，我就给他发短信，内容有这些：

> 我是××疾控中心的随访医生，我的姓名××。你2009年在重庆市某监管场所监测检查中，发现感染了艾滋病病毒（HIV）。有些情况需要向你了解一下。

> 这个病的传播途径有……我想了解一下你的传播途径是哪种？

> 这个病主要是破坏人体的免疫系统……

> 请问你最近身体状况怎么样？

> 你有妻子对吧？你有孩子吗？……

我发了很多短信，他都不回。我没有放弃。每次做CD4$^+$T淋巴细胞检测的时候，我还是给他发短信，通知他检测时间和检测的必要性。

3个月之后的一天，他突然给我发了一条短信，内容是说他四肢长了皮疹，去医院拿的药用了也没有效果，不知道是不是跟艾滋病有关。我抓住这个机会，跟他进行了一次深入的短信沟通，告诉他艾滋病发病之后的表现，当时说得有点严重，感觉他思想上负担很重。

感染者告诉我，他是在多年前就有过男男同性性行为，后来又认识了现在的妻子，她很爱他，温柔体贴。他虽然有男同倾向，但是不知道怎么拒绝未婚妻对自己的好，后来就结婚了。婚后不久就有了女儿，现在女儿都已经快4岁了。

听到这里我很紧张了。我告诉他，现在不知道他是否婚前就感染了HIV，所以妻子很危险，可能也被传染了。而他结婚那个年代的产检，艾滋病不是必查项目，母婴阻断检测也还没有开展，所以孩子也有可能被感染上。我问他，孩子平时身体状况怎么样？他说孩子比较瘦弱，经常容易感冒。经他这么一说，我更担心了。

他听了我的话，心情很沉重。

后来，有一天中午，感染者主动给我打来电话。他说他知道自己对不起妻子和孩子，可是没有勇气告诉妻子真相，也不知道怎么告诉妻子自己的病，怎样才能让她来做检查。我告诉他，你的感染时间可能已经有些长了，妻子感染上的概率很大。早发现就能进行早期治疗，这样才能保证妻子不发病，避免严重的后果。他哭了，还是说："开不了口啊……"

后来，我跟他商量，就让他跟妻子说，自己得了一种传染病，妻子和孩子都可能被传染上，她们母女两个应该做一次检查。就说自己在××疾控中心找了人，可以免费做HIV抗体检测。

为了配合他一家做检查，他们一家三口来找我的时候，按约定，感染者称呼我是"表妹"，我称呼他是"表哥"。

检查结果出来了，他妻子真的被感染上了，万幸的是孩子没有被感染。很快，夫妻两人就开始了抗病毒治疗。但遗憾的是，他妻子因为身体状况比较差，工作又很累，加上男方长期外出，无法顾家，他妻子心理压力大，2015年的冬天，因为肺部感染去世了。

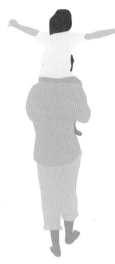

后续：这个感染者现在在当地卫生院接受随访管理，治疗依从性很好，能按时领取药物及服药。感染者还是长期外出务工，我在随访他的时候，除了提醒他注意身体，还会提醒他多关心孩子。

案例4：青壮年男性感染者成功告知的案例

李××，男，35岁，公司职员，已婚有配偶，有一个小孩。因工作需要经常出国，经异性商业性行为感染，拒绝告知其妻子自己被感染的事实。

感染者常年在外，家里老人小孩和家务全靠妻子一人操持。因担心妻子接受不了现实，会出现家庭变故，感染者不敢告知其妻。征得感染者同意后，决定由我将他感染的事实告诉其妻子。

我通过电话联系上感染者的妻子。告诉她，她丈夫有一项体检指标异常（可能怀疑感染了乙肝），需要她也来医院做个检测。

我告知感染者的妻子需要查个血，看她有没有被传染上乙肝，我们现在用的四联试剂还可以顺便帮她免费查丙肝、梅毒和HIV。万幸的是检测后她都没有被感染。

我在电话里先以拉家常的方式，了解他们夫妻之前的感情。发现其实感染者的妻子很在意她丈夫的健康问题。

我试探性地说出其丈夫患病的事实。又告知他："如你丈夫经过复查没有患上乙肝，而是发现了有更严重的病，你能接受吗？知道该怎么办吗？……"

直到听说她丈夫感染了HIV，她反应很强烈，不愿接受这个现实，气愤地挂了电话。

第一次告知失败！

我又不断联系她，反复给她普及关于艾滋病的相关知识，义无反顾地站在她这边，顺着她说，如"有的男人就是不靠谱""没责任心"之类的话，但更多的是鼓励她面对现实，让她多为丈夫着想，为小家庭着想。

然后我又站在感染者的立场上告诉她说，其实你丈夫告诉你是想更好地保护你，也想得到你的谅解与支持。

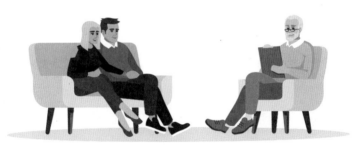

后续：我跟感染者妻子联系的次数多了，得到了她的信任。她见我的确很关心她丈夫的健康和他们的家庭。她逐渐接受现实，最终选择原谅了丈夫，并积极督促丈夫服药治疗。

特别说明：以上四个案例的个人信息纯属虚构。

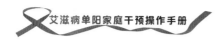
参考文献

[1] 古力. 安全套阻断艾滋病[J]. 百科知识, 2005(23)：13-14.

[2] STERNE J A, MAY M, COSTAGLIOLA D, et al. Timing of initiation of antiretroviral therapy in AIDS-free HIV-1 infected patients:a collaborative analysis of 18HIV cohort studies [J]. Lancet, 2009, 373(9672)：1352-1363.

[3] COHEN M S, CHEN Y Q, MCCAULEY M, et al. Prevention of HIV-1 Infection with Early Antiretroviral Therapy[J]. New England Journal of Medicine, 2011, 365(6)：493-505.

[4] O'CONNOR J, VJECHA M J, PHILLIPS A N, et al. Effect of immediate initiation of antiretroviral therapy on risk of severe bacterial infections in HIV-positive people with CD4 cell counts of more than 500 cells per μl: secondary outcome results from a randomised controlled trial [J]. The Lancet HIV, 2017, 4(3)：105-112.

[5] 刘中夫, 卢洪洲. 艾滋病护理实用手册[M]. 北京：人民卫生出版社, 2018.

[6] 中国疾病预防控制中心性病艾滋病预防控制中心. HIV感染者个案管理实用手册[M]. 北京：人民卫生出版社, 2018.

[7] 中华医学会感染病学分会艾滋病丙型肝炎学组, 中国疾病预防控制中心. 中国艾滋病诊疗指南(2018版) [J]. 中华传染病杂志, 2018, 36(12)：705-724.

[8] 王芳, 张福杰. 人类免疫缺陷病毒(HIV)的暴露后预防[J]. 新发传染病电子杂志, 2019, 4(2)：121-124.

[9] 汤后林, 毛宇嵘, 吴尊友. 应用贝努利过程模型拟合艾滋病病毒感染单阳家庭配偶间性传播及干预措施效果分析[J]. 中华流行病学杂志, 2018, 39(6)：755-759.

[10] CURRAN K, BAETEN J M, COATES T J, et al. HIV-1 Prevention for HIV-1Serodiscordant Couples [J]. Current HIV/AIDS Reports, 2012, 9(2)：160-170.

[11] 中国疾病预防控制中心性病艾滋病预防控制中心. 国家免费艾滋病抗病毒药物治疗手册（第4版）[M]. 北京：人民卫生出版社, 2016.

[12] 中国疾病预防控制中心性病艾滋病预防控制中心. 艾滋病病毒感染者工作指南（2016年版）[R]. 北京：中国疾病预防控制中心性病艾滋病预防控制中心, 2016.